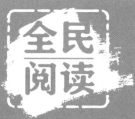

总主编
何清湖

中医养生进家庭口袋本丛书

通经络

主编／刘继洪

U0147337

全国百佳图书出版单位
中国中医药出版社
·北京·

图书在版编目（CIP）数据

通经络 / 何清湖总主编；刘继洪主编 . --北京：中国中医药出版社，2024.4

（全民阅读 . 中医养生进家庭口袋本丛书）

ISBN 978 - 7 - 5132 - 8670 - 1

Ⅰ . ①通… Ⅱ . ①何… ②刘… Ⅲ . ①经络 - 养生（中医）- 基本知识 Ⅳ . ① R224.1

中国国家版本馆 CIP 数据核字（2024）第 053231 号

中国中医药出版社出版

北京经济技术开发区科创十三街 31 号院二区 8 号楼

邮政编码 100176

传真 010-64405721

山东临沂新华印刷物流集团有限责任公司印刷

各地新华书店经销

开本 787 × 1092 1/32 印张 3.25 字数 61 千字

2024 年 4 月第 1 版 2024 年 4 月第 1 次印刷

书号 ISBN 978 - 7 - 5132 - 8670 - 1

定价 29.80 元

网址 www.cptcm.com

服 务 热 线 010-64405510

购 书 热 线 010-89535836

维 权 打 假 010-64405753

微信服务号 zgzyycbs

微商城网址 https://kdt.im/LIdUGr

官 方 微 博 http://e.weibo.com/cptcm

天猫旗舰店网址 https://zgzyycbs.tmall.com

如有印装质量问题请与本社出版部联系（010-64405510）

作为我国优秀传统文化的瑰宝，中医药在治病养生方面做出了卓越贡献，是具有中国特色的文化符号和医疗资源。在国家一系列政策和法律法规的支持下，中医药事业不断向前发展，发挥着越来越重要的作用。2022年3月，国务院办公厅印发《"十四五"中医药发展规划》，其中提出，要提升中医药健康服务能力，提升疾病预防能力，实施中医药健康促进行动，推进中医治未病健康工程升级。在"中医药文化弘扬工程及博物馆建设"内容中提出，要推出一批中医药科普节目、栏目、读物及产品，建设中医药健康文化知识角。2022年11月，国家中医药管理局等八部门联合印发了《"十四五"中医药文化弘扬工程实施方案》，明确提出要"打造一批中医药文化品牌活动、精品力作、传播平台"，重点任务中包括"加大中医药文化活动和产品供给，每年度打造一组中医药文化传播专题活动，广泛开展中医药健康知识大赛、文创大赛、短视频征集、文化精品遴选、悦读中医等系列活动"。

中华中医药学会治未病分会作为治未病领域的权威学术团体，拥有优质的学术平台和专家资源，承担着推动我国治未病与养生保健行业良性发展的重任，我们以创作、出版优质的中医治未病与养生保健科普作品，传播权威而实用的健康教育内容为己任。把中医药文化融入建设文化强国、增强文化自信的大格局中，加大中医药文化传播推广力度，为中医药振兴发展厚植文化土壤，为健康中国建设注入源源不断的文化动力，是中医药学者进行科普创作的核心基调。为此，我们联合中国中医药出版社推出这套《全民阅读·中医养生进家庭口袋本丛书》，在内容创作和风格设计方面下足功夫，发挥了中华中医药学会治未病分会专家在科普创作方面的集体智慧和专业水准。

《黄帝内经》有云"圣人不治已病治未病"，养生的基本原则在于"法于阴阳，和于术数，食饮有节，起居有常，不妄作劳"，养生保健的重点是阴阳气血的平衡、脏腑经络的调和。本套丛书涵盖了保养肾、补阳气、充气血、护心神、强健肺、祛寒湿、调脾胃、通经络、养护肝、增强免疫力10个日常养生保健常见的热门主题，每册书都图文并茂，通俗易懂，是兼顾不同年龄、不同人群的趣味科普读物。每册书分别介绍了以上 10 个主题所涉及的常用穴位、家常食物、常用中药、家用中成药等，并融汇食疗方、小验方等，轻松易学，照着书中的养生方法坚持去做，能够取得良好的养生保健效果。

本套丛书的编写得到了中医药领域诸多专家的大力支持，感谢湖南中医药大学、湖南医药学院、浙江中医药大学、中国中医科学院西苑医院、湖南中医药大学第一附属医院、上海中医药大学附属曙光医院、广西中医药大学第一附属医院、浙江省中医院、佛山市中医院、中和亚健康服务中心、谷医堂（湖南）健康科技有限公司等相关单位的支持与热情参与。由于时间仓促，书中有尚待改进和不足之处，真诚希望各位专家、读者多提宝贵意见，以便我们在后续修订时不断提高。

中华中医药学会治未病分会主任委员　　何清湖
湖南医药学院院长

2024 年 2 月

十二经脉和任督二脉是人体经络系统的重要组成部分。十二经脉濡养五脏六腑，任督二脉调补全身阴阳。经络是人体健康的守护神，经络上"星云密布"的穴位，是人体自身的灵丹妙药，又是身体健康的开关。

中医学认为，经常按摩经络上的穴位，是激活人体自愈力的简单途径之一。腰酸背痛时，力道适中的揉捏能让人如释重负；头痛、感冒、痛经、晕车……只要找到合适的穴位，就能让这些小病小痛烟消云散；迁延难愈的糖尿病、高血压、痛风等慢性疾病，打通经络，就能获得辅助疗效，让人一身轻松。

为了让大家熟悉经络养生的奥秘，我们编写了这本《通经络》。本书从复杂的十二经脉和任督二脉中精选出一些常用穴位，经常按一按能强身健体；介绍了通经络、养五脏的食物、中药等，以期多管齐下，帮助读者打造硬朗的身子骨。全书内容通俗易懂，简单易学，方法有效，是居家生活不可或缺的健康宝典。

刘继洪

2024 年 2 月

目 录

扫描二维码
有声点读新体验

十二经络保养 51 招
经络通，气血畅，身体结实

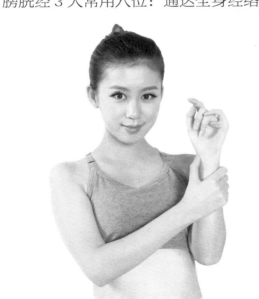

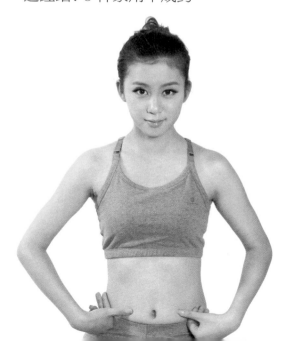

打通任督二脉 19 招
阴阳调和，百病不生

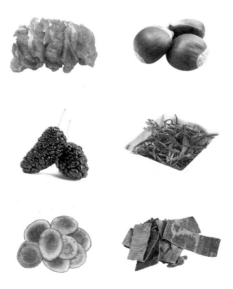

三 通经络、养五脏 24 招
五脏和谐，病不找

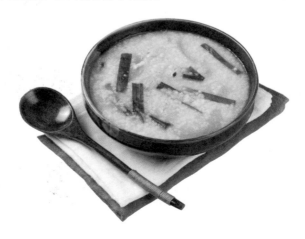

四

5 种常见病对症调理
通经络，补气血，除病根

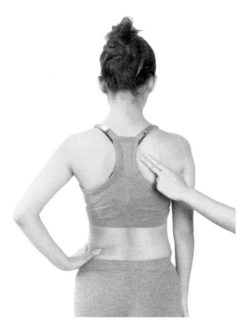

一

十二经络保养51招

经络通，气血畅，身体结实

肺经3大常用穴位：呼吸畅通不咳嗽

对症按摩调理方

按揉鱼际穴		
取穴原理	鱼际穴为肺经荥穴，五行属火。"荥主身热"，故此穴具有清肺泻火、清宣肺气的功效。
功效主治	清宣肺气，清热利咽。主治支气管炎、肺炎、扁桃体炎、咽炎等。
穴名由来	鱼际穴所处肌肉丰隆如鱼腹，故名。

操作方法

以食指指腹垂直按揉鱼际穴，左右交替各按揉2分钟。

定位

以一手手掌轻握另一手手背，弯曲拇指，在拇指根部后内侧，第1掌骨中点赤白肉际，按之酸痛明显处即是。

鱼际穴

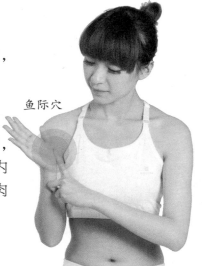

取穴原理	太渊穴为肺经之输穴，是手太阴肺经的母穴，也是肺经的原穴，该穴既可以补肺气之亏损，又可以滋肺阴之亏耗。
功效主治	补益肺气，止咳化痰，通调血脉。主治喘息咳逆、心悸、胸痹、心痛等。
穴名由来	"太"，高大尊贵之意；"渊"，深水、深潭。太渊，口中津液名，意为经气深如潭水。

操作方法

用拇指指腹轻柔地掐按太渊穴1～3分钟，以有酸胀感为度。

定位

在腕前区，腕横纹上桡动脉桡侧陷中取穴，即掌后腕横纹拇指一侧，动脉靠拇指一侧凹陷处。

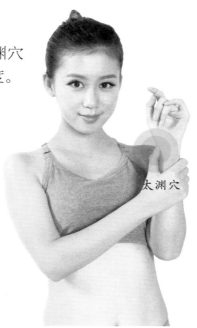

太渊穴

3

掐按列缺穴

取穴原理	列缺穴是肺经的络穴，为八脉交会穴之一，并且在三经交会处，因此不仅对肺经，还对大肠经和任脉的经气有调节作用。
功效主治	调通经络，疏卫解表。主治头痛、颈痛、咳嗽、气喘、咽喉肿痛等。
穴名由来	"列"，分解、裂开；"缺"，缺口。该穴为手太阴肺经之络穴，自此分支别走手阳明大肠经，位于桡骨茎突上方，有如裂隙处，故名。

操作方法

用拇指尖掐按列缺穴3~5分钟，每天5~10次，以有酸胀感为度。

定位

两手虎口相交，一手食指压在另一手桡骨茎突上，食指尖到达处即是。

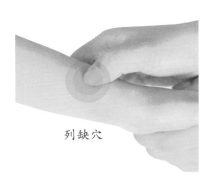

列缺穴

大肠经 3 大常用穴位：保护肺和大肠

对症按摩调理方

取穴原理	合谷穴是手阳明大肠经的原穴，是脏腑经气驻留的部位。
功效主治	通经活络，理气降压。主治头痛、牙痛、咽喉肿痛、目赤肿痛等。
穴名由来	"合"，汇、聚；"谷"，两山之间的空隙。该穴物质为三间穴天部层次横向传来的水湿云气，行至此处后，由于该穴位处手背第一、二掌骨之间肌肉间隙较大，从三间穴传来的气血便在此处汇聚，汇聚之气形成强大的水湿云气场，故名。

按揉合谷穴

操作方法

用拇指指腹按揉合谷穴 100~200 次。

定位

本穴在拇、食指之间，约平第 2 掌骨中点处。

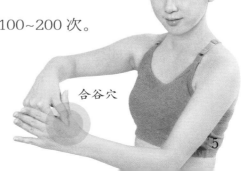

合谷穴

5

掐按曲池穴

取穴原理	曲池穴是手阳明大肠经之合穴，该穴不但是治疗上肢不遂、手臂肿痛、腹痛吐泻等的要穴，而且有治疗目赤肿痛的效果。
功效主治	疏风清热，行气和血。主治肩肘关节疼痛、上肢瘫痪、高血压、流行性感冒、扁桃体炎等。
穴名由来	曲池穴在手肘的外侧，屈曲肘关节时，该处有一个凹陷，形似浅"池"，故名。

操作方法

拇指弯曲，用指尖掐按曲池穴 1~3 分钟，以有酸痛感为度。

定位

屈肘成直角，先找到肘横纹终点，再找到肱骨外上髁，两者连线中点处即是。

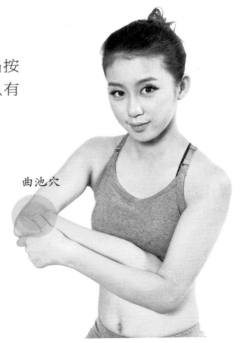

曲池穴

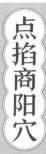

点掐商阳穴

取穴原理	商阳穴是手阳明大肠经的起点，五行属金，为阴阳经气相互交贯之处，具有调和气血、开窍醒脑的功效。
功效主治	通经行气，清热消肿。主治齿痛、咽喉肿痛、颌肿、手指麻木、热病、昏迷等。
穴名由来	"商"，漏刻；"阳"，阳气。该穴的微观形态如古代计时之漏刻滴孔，人体经脉由气血物质的运行构成内外无端的循环，而大肠经体内经脉气血由本穴外出体表，故名。

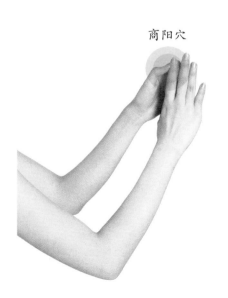

商阳穴

操作方法

用拇、食两指点掐商阳穴 3~5 分钟。

定位

本穴在食指末节指甲根角，靠拇指侧的位置。

胃经 3 大常用穴位：吃饭香，消化好

对症按摩调理方

按压足三里穴

取穴原理	足三里穴为养胃第一穴。该穴归属于足阳明胃经，是胃经的合穴，可以调节脾胃功能、运化气血。
功效主治	生发胃气，调理脾胃。主治急性胃炎、胃下垂、呕吐、呃逆等。
穴名由来	"里"与"理"通。人以肚脐为界，上为天，下为地，中为人，分为此三部，万物由之，理在其中。故该穴能调和天地人，能治人身体上中下诸病。

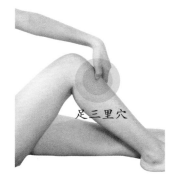

足三里穴

操作方法

两手拇指指腹垂直用力按压足三里穴 2~3 分钟。

定位

屈膝，由外膝眼往下量四横指，距胫骨外一横指处即是。

取穴原理	天枢穴是大肠之募穴，为阳明脉气所发，具有疏调肠腑、理气行滞、消食的功效，是腹部要穴。
功效主治	理气行滞，调理胃肠。主治便秘、腹胀、腹泻、脐周围痛、腹水、肠麻痹、消化不良等。
穴名由来	"天"，上部之气；"枢"，枢纽。本穴司转输，清气达胃府，上通肺金，转浊气通肠部，故名。

按压天枢穴

操作方法

用拇指或食指的指腹按压天枢穴，同时向前挺腹并缓慢吸气，上身缓慢向前倾并呼气，反复做 5 次。

定位

本穴在腹部，横平脐中，前正中线旁开 2 寸。

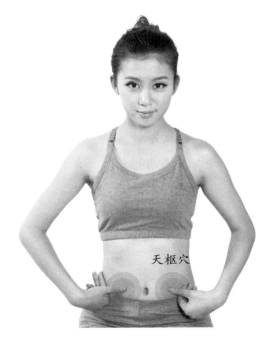

天枢穴

取穴原理　丰隆穴为足阳明胃经络穴，从阳络阴，脾与胃一阴一阳，互为表里，因此该穴能调和表里两经之气血。

功效主治　调和胃气，补益气血。主治咳嗽、哮喘、头痛、眩晕等。

穴名由来　足阳明胃经气血丰盛，至此穴丰溢，其肉丰满隆起，故名。

操作方法

用拇指或食指指腹稍用力按揉丰隆穴 1~3 分钟，以有酸胀感为度。

定位

坐位屈膝，先找到足三里穴，再向下量 6 横指的凹陷处即是。

丰隆穴

脾经 3 大常用穴位：呵护后天之本

对症按摩调理方

取穴原理	血海穴是脾经之穴，为脾血归聚之海。脾经所生之血在该穴聚集，气血物质充斥的范围巨大如海，具有聚生新血之功能。
功效主治	调经统血，健脾化湿。主治月经不调、痛经、闭经、崩漏、皮肤湿疹等。
穴名由来	"血"，气血的血；"海"，海洋。该穴善治各种血证，犹如聚血重归于海。

按揉血海穴

操作方法

用拇指指腹按揉两侧血海穴各 5 分钟，以有酸胀感为度。

定位

在大腿内侧，膝盖骨内侧上角往上约三指筋肉的沟中，按之疼痛处即是。

血海穴

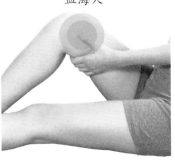

按揉太白穴

取穴原理	太白穴为足太阴脾经的输穴、原穴。该穴的蒸升之气同合于足太阴脾经的气血特性，且能较好地补充脾经经气的不足，为脾经经气的供养之源，对脾的保健有很关键的作用。
功效主治	健脾和中，理气运化。主治心脾两虚、胃痛、腹胀、便秘等。
穴名由来	"太"，大之意；"白"，肺之色、气之意。从大都穴传来的天部水湿云气，至本穴后受长夏热燥气化蒸升，在更高的天部层次化为肺金之气，故名。

操作方法

用拇指或食指指腹沿顺时针或逆时针方向反复按揉太白穴，每次2~3分钟。

定位

在足大趾与足掌所构成的关节后下方，掌背交界线凹陷处即是。

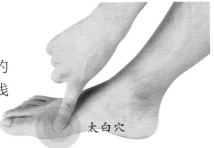

太白穴

取穴原理	阴陵泉穴是足太阴脾经的合穴，也是下肢腧穴中较常用的穴位之一，能补气健脾、利水祛湿。
功效主治	健脾利湿，通经活络。主治急（慢）性肠炎、细菌性痢疾、尿失禁、尿路感染等。
穴名由来	"阴"，水之意，指小腿内侧；"陵"，高突的山丘，指胫骨内侧髁；"泉"，水泉，指凹陷。脾经流行的经水及脾土物质混合物在本穴聚合堆积如土丘之状，故名。

按揉阴陵泉穴

操作方法

用拇指指腹用力按揉阴陵泉穴3~5分钟，以有酸胀感为度。

定位

本穴在小腿内侧，胫骨内侧髁下缘的凹陷中。

阴陵泉穴

心经 3 大常用穴位：养心保健作用大

对症按摩调理方

按压少海穴

取穴原理	少海穴是手少阴心经的主要穴位之一，是心经的合穴，合穴属水，心经属火，该穴可益心安神、降浊升清。
功效主治	理气通络，益心安神。主治神经衰弱、健忘、精神分裂症等。
穴名由来	"少"，少阴经；"海"，百川之汇。因该穴是合穴，脉气汇聚之处，脉气强盛如同百川汇聚成海，故名。

操作方法

每天早、晚用拇指或食指指腹按压少海穴，每次 1~3 分钟。

定位

屈肘成 90°，肘横纹内侧端凹陷处即是。

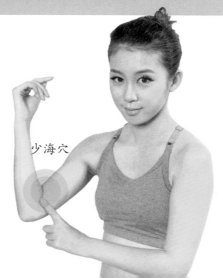

少海穴

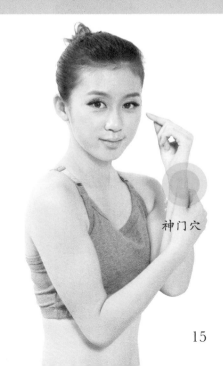

取穴原理	神门穴是手少阴心经的原穴，是心经之气出入的门户，是补益心气的要穴，也是俞原配穴之原，同时起到补心气的作用。
功效主治	补益心气，宁心安神。主治心痛、心慌、失眠、健忘等。
穴名由来	"神"，与鬼相对，气之意；"门"，出入之门户。该穴因有地部孔隙与心经体内经脉相通，气血物质为心经体内经脉的外传之气，其气性同心经气血之本性，为人之神气，故名。

掐按神门穴

操作方法

每天早、晚用拇指尖垂直掐按神门穴，每次 1~3 分钟。

定位

手腕部靠近小指的一侧有一条突出的筋，其与腕横纹相交的内侧凹陷处即是。

神门穴

15

<table>
<tr><td rowspan="3">按揉极泉穴</td><td>取穴原理</td><td>极泉穴属手少阴心经，轻柔按摩此穴可以缓解心脏阴液不足所致之不适症状。</td></tr>
<tr><td>功效主治</td><td>理气安神，宽胸宁神。主治冠心病、心绞痛、肋间神经痛、乳腺疾病等。</td></tr>
<tr><td>穴名由来</td><td>"极"，高大之意；"泉"，水泉。该穴在腋窝高处，局部凹陷如泉，故名。</td></tr>
</table>

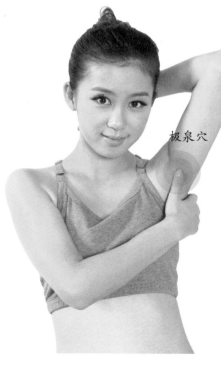

极泉穴

操作方法

用拇指指腹按揉极泉穴，以每次 1 分钟为宜。

定位

上臂外展，腋窝顶点可触摸到动脉搏动，按压有酸胀感处即是。

16

小肠经 3 大常用穴位: 预防心脏和肠胃疾病

对症按摩调理方

取穴原理	少泽穴属于手太阳小肠经，小肠之脉主液，具有润泽身体之功效。
功效主治	清心开窍，泄热利咽，活络通乳。主治头痛、咽喉肿痛、乳腺炎、乳汁少等。
穴名由来	"少"，小;"泽"，润。该穴在手小指之端，为手太阳小肠经之井穴，手太阳小肠经主液，液有润泽身体的功效，故名。

掐按少泽穴

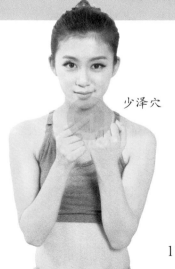

少泽穴

操作方法

用食指尖掐按少泽穴，每次 2~3 分钟。

定位

伸小指，沿指甲底部与指尺侧引线交点处即是。

按压后溪穴

取穴原理	后溪穴是八脉交会穴，对应人体后背的督脉，督脉是阳脉之海，阳气旺盛，需要水的滋润，后溪穴即专门为督脉提供水源的地方，有通督脉、泻心火之功效。
功效主治	清泻心火，调通气血。主治头项强痛、咽喉肿痛、腰背痛、盗汗等。
穴名由来	"后"，与前相对，指穴内气血运行的人体部位为后背督脉之部；"溪"，指穴内气血运行的道路。后溪穴为气血在督脉运行的道路，能通督脉、泻心火，故名。

操作方法

用拇指按压后溪穴1~3分钟。

定位

曲臂成45°，轻握拳，在小指近侧边凸起如火山口状处即是。

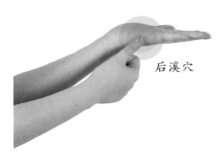

后溪穴

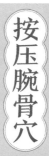

取穴原理	腕骨穴是手太阳小肠经上的腧穴之一，具有增液止渴、清热利湿之功效。
功效主治	清热利湿，通经活络。主治头项强痛、耳鸣、目翳、指挛腕痛、黄疸、痢疾、热病无汗、口腔炎症、糖尿病等。
穴名由来	"腕"，手腕；"骨"，骨头。因该穴位于腕骨附近，故名。

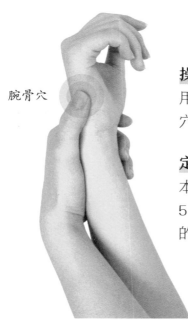

腕骨穴

操作方法

用拇指指腹按压腕骨穴，每次 1~3 分钟。

定位

本穴在手掌尺侧，当第 5 掌骨底与三角骨之间的凹陷处。

19

膀胱经 3 大常用穴位：通达全身经络

对症按摩调理方

按压委阳穴

取穴原理	委阳穴是足太阳膀胱经的常用腧穴之一，能够调畅气机、通经活络。	
功效主治	通水利湿，舒筋活络。主治慢性肾炎、小便淋沥、便秘、腰背部疼痛等。	
穴名由来	"委"，弯曲；"阳"，阴阳之阳。外属阳，该穴在腘窝横纹上，委中之外侧，故名。	

操作方法
以食指指腹用力按压委阳穴 1~2 分钟。

定位
本穴在膝盖后面凹陷中央的腘横纹外侧端，股二头肌腱内侧。

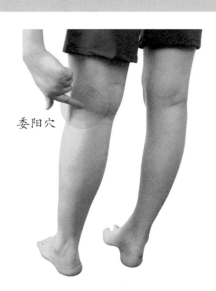

委阳穴

取穴原理	肾俞穴为肾的背俞穴，可温暖肾阳。人体阳气的根在肾，腰为肾之府，肾阳虚时会感觉腰部酸软怕冷。
功效主治	补益脑髓，强壮腰肾。主治肾虚腰痛、腰膝酸软、耳鸣目眩、阳痿遗精、肾不纳气、月经不调等。
穴名由来	"肾"，肾脏；"俞"，输。该穴为肾脏之气转输之处，是调治肾疾的重要穴位。

按揉肾俞穴

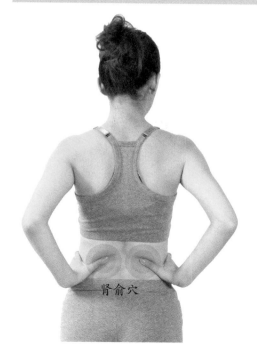

肾俞穴

操作方法

用两手拇指按揉肾俞穴 50 ~ 60 次，两侧同时或交替进行。

定位

两侧肩胛骨下缘的连线与脊柱相交处为第 7 胸椎，往下数 7 个凸起的骨性标志，在其棘突之下旁开 1.5 寸处即是。

按压膏肓穴

取穴原理	膏肓穴提供心火燃烧之柴薪，在火热作用下处于液态，燃烧后气化蒸发的部分在胸腔内压的作用下随湿热之气外渗体表膀胱经，具有济阴安营、调和全身气血的功效。
功效主治	扶阳固位，散热排脂。主治咳嗽、气喘、肺痨、健忘、遗精、完谷不化等。
穴名由来	"膏"，膏脂、油脂；"肓"，心脏与膈之间。古人称心下部位为"膏"，心下膈上为"肓"。该穴位于肺之魄户与心之神堂之间，是膏脂肓膜之气转输之地。

操作方法

以手指指腹按压膏肓穴，以有酸胀感为度。

定位

低头屈颈，从颈背交界处高突的椎骨向下推4个椎体，其下缘旁开四横指处即是。

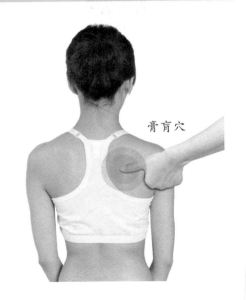

膏肓穴

肾经 3 大常用穴位：呵护先天之本

对症按摩调理方

取穴原理	涌泉穴为养肾第一穴，在保健方面有重要作用，可使人肾精充沛。
功效主治	滋肾清热，降逆通络，培补元气。主治高血压、神经性头痛、癔症、精神分裂症、急性扁桃体炎等。
穴名由来	"涌"，水涌出；"泉"，泉水。该穴为足少阴肾经脉气的起源，是人体的最低位置，可视为"地"，肾经脉气由此涌出体表，犹如泉水从地下涌出，故名。

推擦涌泉穴

操作方法

用食指指腹推擦涌泉穴
1~3 分钟，至发热为止。

定位

5 个足趾背屈，足底掌心
前面（足底中线前 1/3 处）
正中凹陷处即是。

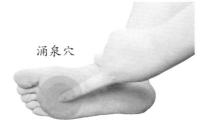

涌泉穴

23

按揉太溪穴

取穴原理	太溪穴为肾经原穴，有着益肾助阳的作用，同时也能补肾阴，不用担心阳气过旺。
功效主治	滋阴降火，培元补肾。主治阴虚之消渴、咯血，肺肾两虚之咳喘，肾阳不足之遗精、阳痿、小便频数、失眠，以及腰酸、妇女不孕、先兆流产等。
穴名由来	"太"，大；"溪"，沟溪。该穴为气血所注之处，足少阴肾经脉气出于涌泉，至此聚留而成大溪，故名。

操作方法

用对侧手的拇指或食指指腹按揉太溪穴3分钟，力度柔和，以有酸胀感为度。

定位

坐位垂足，在足内侧，由足内踝向后推至与跟腱之间的凹陷处即是。

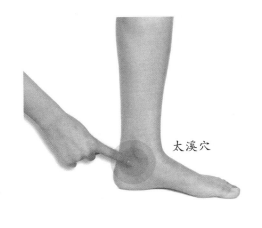

太溪穴

取穴原理	然谷穴是足少阴肾经的常用腧穴之一，具有滋阴益肾、降血糖之功效。
功效主治	滋阴养肾，清热利湿。主治糖尿病、咽喉疼痛、月经不调、胸胁胀满、阳痿等。
穴名由来	"然"，然骨；"谷"，山谷。该穴在然骨（足舟骨粗隆）之下，如居山谷，故名。

操作方法

用拇指或食指用力按压然谷穴，当感觉有酸胀感时松开，再按下去，再松开，如此反复10～20次。

定位

本穴在脚的内侧缘，足舟骨隆起下方，皮肤颜色深浅交界处。

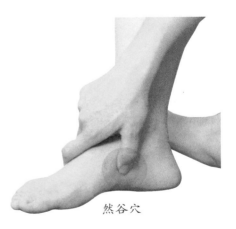

然谷穴

心包经 3 大常用穴位：保护心神

对症按摩调理方

按揉内关穴

取穴原理	内关是手厥阴心包经的络穴，也是八脉交会穴之一，该穴通阴维脉，有宁心安神、理气止痛之功效。
功效主治	和胃降逆，宽胸理气。能通经活络，主治心悸、胸痛等。
穴名由来	"内"，内外之内；"关"，关隘。该穴在前臂内侧要处，犹如关隘。

操作方法

用拇指指腹按揉内关穴，每次 20 ~ 30 下。

定位

本穴在前臂前区，手握拳或上抬，在腕掌侧突出的两筋之间，距腕横纹 3 指宽。

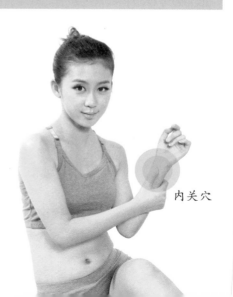

内关穴

取穴原理	曲泽穴是手厥阴心包经的常用腧穴之一，具有清热消暑、宁心定悸的作用。
功效主治	清暑泄热，通经活络。主治心痛、惊风、心悸、胃痛、呕吐、转筋、热病、烦躁、肘臂痛、上肢颤动、咳嗽等。
穴名由来	"曲"，屈曲；"泽"，水之归聚处。因本穴在肘横纹上，肱二头肌腱尺侧缘凹陷中，微屈其肘始得，故名。

操作方法

正坐伸肘，掌心向上，屈肘约成 120°，另一只手轻握肘尖，四指在外，拇指弯曲，用指尖垂直按压曲泽穴，以有酸麻胀痛感为度。双手交替按压，早、晚各一次，每次 1~3 分钟。

定位

伸臂向前，仰掌，掌心向上，
屈肘约成
120° 时，
肘窝处可摸取
一绷起的大筋，
大筋内侧缘即是。

曲泽穴

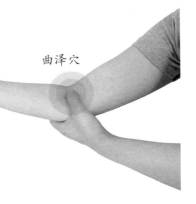

27

按压劳宫穴

取穴原理	劳宫穴为心包经之荥穴，五行属火。劳宫穴可清心热、泻肝火，而且劳宫穴气性干燥，能起到调血润燥、强壮心脏的效果。
功效主治	调血润燥，安神和胃。主治神经衰弱、失眠等。
穴名由来	"劳"，劳动；"宫"，中央。手司劳动，该穴在手掌部的中央。

操作方法

伸臂仰掌，手掌自然微屈，掌心向上，用另一手四指握住手背，拇指弯曲，以指端垂直按压劳宫穴，左右手交替，早、晚各1次，每次2~3分钟。

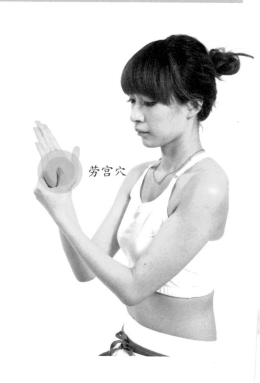

劳宫穴

定位

本穴在掌区，横平第3掌指关节近端，第2、3掌骨之间，偏于第3掌骨。

三焦经 3 大常用穴位：促进气血循行

对症按摩调理方

取穴原理	支沟穴是手少阳三焦经的常用腧穴之一，能够调和气血，促进排毒。
功效主治	清泄三焦，和解少阳，通经活络，通利胸胁。主治头痛、耳鸣、目痛等。
穴名由来	"支"，通"肢"，上肢；"沟"，沟渠。该穴所在的前臂背侧、尺桡两骨间狭长凹陷如沟，也喻脉气运行如水行沟渠，故名。

按压支沟穴

操作方法
用拇指指腹分别由轻到重按压双侧支沟穴 5~10 分钟。

定位
除拇指外的四指并拢，小指置于手背腕横纹的中点，食指尖所指的两骨之间的凹陷处即是。

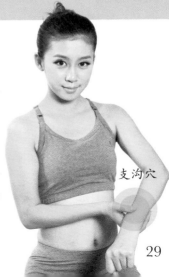

支沟穴

点揉外关穴

取穴原理
外关穴是三焦经之络穴，也是八脉交会穴之一，该穴通阳维脉，刺激它能有效调动阳维脉的功能，从而解表退热。

功效主治
调和气血，补阳益气。主治热病、头痛、颊痛、耳聋、耳鸣、目赤肿痛、胁痛等。

穴名由来
"外"，外部；"关"，关卡。从阳池穴传来的阳热之气，行至本穴后因吸热而进一步胀散，胀散之气由穴内出于穴外，穴外的气血物质无法入于穴内，犹如关卡一般，故名。

操作方法
食指点揉外关穴，每次1 ~ 3分钟，力量从轻到重，以有酸胀感为度。

定位
抬臂俯掌，掌腕背横纹中点直上三横指，前臂两骨头之间的凹陷处即是。

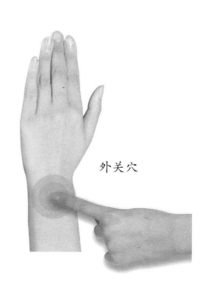

外关穴

取穴原理	按摩这个穴位能有效地改善眼部疲劳。
功效主治	舒缓紧张情绪，调节神经功能。主治头痛、头晕、目赤肿痛、视神经萎缩等。
穴名由来	"丝竹"，即细竹；"空"，空隙。丝竹在古代指弦乐器，八音之一。眉毛状如细竹，该穴在眉梢的凹陷处，故名。

按揉丝竹空穴

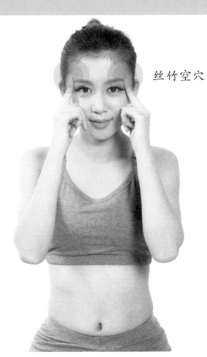

丝竹空穴

操作方法

用食指或中指指腹向内按揉左右丝竹空穴，每次 1~3 分钟，以有酸、痛、胀的感觉为宜。

定位

本穴在面部，眉毛外侧缘眉梢的凹陷处。

胆经 3 大常用穴位：疏肝利胆

对症按摩调理方

<table>
<tr><td rowspan="3">点按阳陵泉穴</td><td>取穴原理</td><td>有疏肝胆、清湿热、疏筋利节的功效。</td></tr>
<tr><td>功效主治</td><td>疏肝利胆，调和经气。主治胸满胁痛、黄疸、呕吐、腰痛、半身不遂等。</td></tr>
<tr><td>穴名由来</td><td>足少阳胆经为阳经，膝外侧属阳，腓骨小头部似陵，经气像流水注入陵前下方的凹陷处，使之深似泉，故名。</td></tr>
</table>

操作方法

以左手拇指尖点按左侧的阳陵泉穴 20 次，再以右手拇指尖点按右侧的阳陵泉穴 20 次。

阳陵泉穴

定位

本穴在小腿外侧，腓骨小头前下方的凹陷中。

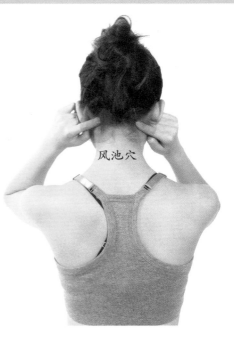

<table>
<tr><td>取穴
原理</td><td>风池穴是足少阳胆经、阳维脉的交会穴。阳维脉联络各阳经，胆经气血在风池穴向上输散于头颈各部，故此穴是治疗头面部五官疾病的重要腧穴。</td></tr>
<tr><td>功效
主治</td><td>疏散风邪，壮阳益气，健脑提神。主治感冒、头痛、颈项强痛、目赤痛等。</td></tr>
<tr><td>穴名
由来</td><td>"风"，风邪；"池"，池塘。该穴在枕骨下，局部凹陷如池，是祛风的要穴。</td></tr>
</table>

按压风池穴

操作方法

双手抱拢头部，用双手食指指腹按压两侧的风池穴约 1 分钟，以有酸、胀、麻、重的感觉为度，至感到局部发热、浑身轻松为止。

风池穴

定位

颈部耳后发际下的凹窝内，与耳垂齐平，按之酸麻处即是。

<table>
<tr><th rowspan="3">按揉悬钟穴</th><td>取穴原理</td><td>悬钟穴为髓会，脑为髓海，故凡脑部疾病皆可酌情取用悬钟穴。该穴有益髓造血的功效。</td></tr>
<tr><td>功效主治</td><td>通经活络，行气活血。主治颈项强痛、胸胁胀痛、下肢痿痹等。</td></tr>
<tr><td>穴名由来</td><td>"悬"，悬挂；"钟"，钟铃。该穴在外踝上，是古时小儿悬挂脚铃处，故名"悬钟"。</td></tr>
</table>

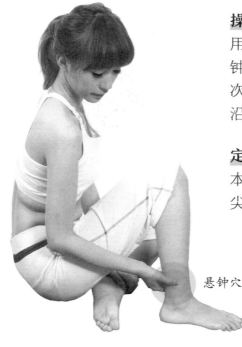

悬钟穴

操作方法

用拇指指腹向下按压悬钟穴，力度要适中，每次按压10～15分钟，并沿顺时针方向揉按。

定位

本穴位于小腿外侧，外踝尖上3寸，腓骨前缘。

肝经 3 大常用穴位：疏肝养血

对症按摩调理方

取穴原理	太冲穴为肝经的原穴，五行属土，具有疏肝理气的功效。
功效主治	平肝泄热，疏肝养血。主治头痛、眩晕、目赤肿痛、口苦咽干、月经不调、下肢瘫痪等。
穴名由来	"太"，大；"冲"，冲盛。肝藏血，冲脉为血海，肝与冲脉相应，脉气合而盛大，故名。

按揉太冲穴

操作方法

用拇指指腹由下往上垂直按揉太冲穴 1~3 分钟。

定位

本穴在足背部，第 1、2 跖骨间，跖骨底结合部前方凹陷中，或触及动脉搏动。

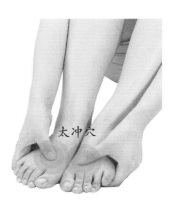

太冲穴

<table>
<tr><td rowspan="3">按压行间穴</td><td>取穴
原理</td><td>按摩行间穴可疏通肝经，调畅气血，改善肝功能。</td></tr>
<tr><td>功效
主治</td><td>疏肝解郁。主治目赤、头痛、阳痿、痛经、高血压、甲状腺肿等。</td></tr>
<tr><td>穴名
由来</td><td>"行"，运行；"间"，中间。该穴在第1、2趾间，经气运行其间。</td></tr>
</table>

操作方法

一边用食指指腹按压行间穴，一边吐气，以有轻微疼痛感为度，重复按压 2~3 分钟。

定位

本穴在足背部，第1、2趾间，趾蹼缘后方赤白肉际处。

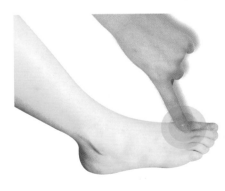

行间穴

取穴原理	大敦穴为足厥阴肝经井穴，井穴为水之源头，是经气所发之处，故该穴气血物质具有生发的特性，可生发风气。
功效主治	回阳救逆，温经散寒。主治疝气、胁痛、月经不调、血崩、尿血、遗尿、便秘等。
穴名由来	"大敦"，即大树墩。该穴物质为体内肝经外输的温热水液，时值为春，水液由该穴的地部孔隙外出体表后蒸升扩散，表现出春天气息的生发特性，如大树墩在春天生发新枝一般，故名。

操作方法

用拇指或食指端垂直掐按大敦穴1~3分钟，力度柔和，以有酸胀感为度。

定位

取坐位，大趾趾甲外侧缘与下缘各作一垂线，本穴在其交点处。

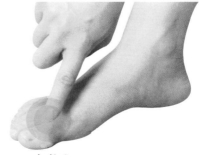

大敦穴

通经络：
4 种家常食物

橘子

性味归经：性温，味甘、酸；归肺、胃经。

功能：润肺生津，理气和胃。用于感冒、咳嗽痰多、慢性胃炎、肺气肿等。

用法：生食。

禁忌：不宜多食。

丝瓜

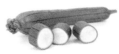

性味归经：性凉，味甘；归肺、肝、胃经。

功能：清热化痰，凉血解毒。用于热病烦渴、咳嗽痰喘、便血尿血、牙痛等。

用法：炒食、蒸食、煲汤。

葱白

性味归经：性温，味辛；归肺、胃经。

功能：发表，通阳。用于外感风寒、阴寒内盛等。

用法：生食、调味。

禁忌：多汗者不宜多吃；患胃肠道疾病者慎食。

山楂

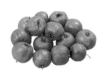

性味归经：性微温，味酸、甘；归脾、胃、肝经。

功能：活血行气。用于食积所致之脘腹胀痛、嗳腐吞酸，以及气滞血瘀之痛经。

用法：生食、做汤羹。

禁忌：不宜空腹食用。孕妇忌食，胃酸分泌过多者慎食。

通经络：
3 种常用中药

当归

性味归经：性温，味甘、辛；归肝、心、脾经。

功效主治：补血调经，活血止痛。用于跌打损伤瘀痛、痛经、闭经、月经不调等。

用法：1~3 克，煎服。

禁忌：湿盛中满、泄泻者忌服。

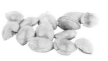

桃仁

性味归经：性平，味苦、甘；归肝、心、大肠经。

功效主治：活血祛瘀，润肠通便。用于跌仆伤痛、痛经闭经、肠燥便秘等。

用法：1~3 克，煎服。桃仁霜入汤剂须包煎。

禁忌：血虚者慎用。

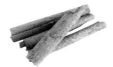

肉桂

性味归经：性大热，味甘、辛；归肝、肾、脾、心经。

功效主治：补火助阳，引火归原，温通经脉。用于阳虚所致之阳痿、宫冷不孕、心腹冷痛、寒疝腹痛、病理性闭经、痛经、胸痹，以及虚阳上浮所致之发热、咽痛、虚喘等。

用法：1~3 克，煎服。研粉吞服或冲服，每次 0.1~0.3 克。本品不宜久煎，须后下，另泡汁服。

禁忌：阴虚火旺、里有实热、血热妄行出血者忌服。

药食同源，畅通经络：2道精选食疗方

排毒，暖身

苹果肉桂麦片粥

材料： 燕麦片50克，肉桂粉20克，苹果100克，葡萄干10克。

调料： 蜂蜜适量。

做法：

1 苹果洗净，去皮、核，切小块。

2 锅中倒水烧开，加入燕麦片和苹果块，略加搅拌，转为小火熬煮，加葡萄干煮5分钟，撒上肉桂粉关火，晾至温热，淋上蜂蜜搅匀即可。

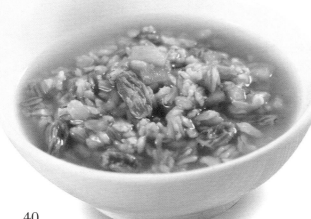

| 功效 |
排毒通络，补中暖身。

材料：橘子 100 克，银耳 15 克。

做法：

1 将银耳用清水泡发，择洗干净，撕成小朵；把橘子洗净，去皮，分瓣。

2 锅置火上，放入银耳和适量清水，大火烧开后转小火煮至汤汁略稠，加橘子瓣即可。

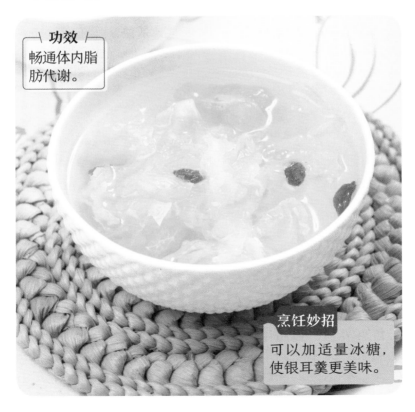

功效

畅通体内脂肪代谢。

烹饪妙招

可以加适量冰糖，使银耳羹更美味。

41

通经络：
6 种家用中成药

1 大活络丸

祛风止痛，除湿豁痰，舒筋活络。用于中风痰厥所致之足痿痹痛、筋脉拘急、腰腿疼痛等。

2 平肝舒络丸

平肝通络，活血祛风。用于肝气郁结，经络不疏所致之胸胁胀痛、肩背窜通、筋脉拘挛等。

3 通乳颗粒

益气养血，通络下乳。用于产后气血亏损之乳少、无乳、乳汁不通等。

4 脉络通片

通脉活络。用于冠状动脉粥样硬化性心脏病所致之心绞痛，预防高血压、脑血管意外等。

5 再造丸

活血通络，舒筋止痛。用于半身不遂、行走不便、手足拘挛、关节疼痛等。

6 骨仙片

舒筋活络，强壮筋骨。用于由骨质增生引起的疾病。

二

打通任督二脉 19招

阴阳调和，百病不生

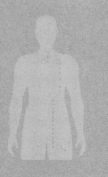

任脉3大常用穴位：主管一身之阴

对症按摩调理方

按揉膻中穴	取穴原理	膻中穴是宗气聚会之处，有阻挡邪气、宣发正气的功效。
	功效主治	宽胸理气，活血通络，清肺止喘，舒畅心胸。主治胸闷、心悸、哮喘等。
	穴名由来	"膻"，为心脏阻挡邪气；"中"，中央。该穴位于胸中央，故名。

操作方法

除拇指外的四指并拢，按压膻中穴1分钟，然后沿顺时针、逆时针各按揉6次，以有酸、麻、胀感为度。

定位

本穴在胸部，横平第4肋间隙，前正中线上。取穴时可正坐或仰卧，两乳头连线的中点处即是。

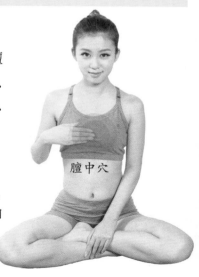

膻中穴

44

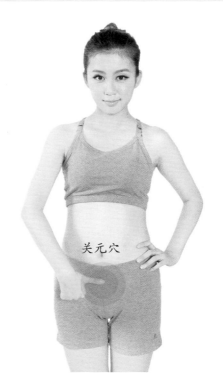

取穴原理	关元穴为元阴元阳交会之处，有"不老穴"之称，具有强壮身体的作用，是益肝肾、调冲任的要穴。
功效主治	补中益气，调和气血。主治肾虚腰酸、脱发等。
穴名由来	"关"，关藏；"元"，元气。该穴为关藏人体元气之处。

操作方法

用拇指指腹按揉关元穴，每次2～3分钟。

定位

从肚脐正中央向下量3寸，即肚脐中央向下四横指处即是。

关元穴

<table>
<tr><td rowspan="3">按揉气海穴</td><td>取穴原理</td><td>气海为任脉穴，是补阳气的重要穴位，该穴可改善全身虚弱状态，增强免疫及防卫功能，有强壮全身的作用。</td></tr>
<tr><td>功效主治</td><td>补肾固精，温阳益气，强壮体质。主治尿频、遗尿、阳痿、遗精、崩漏、带下等。</td></tr>
<tr><td>穴名由来</td><td>"气"，元气；"海"，海洋。该穴在脐下，如同气之海洋，为人体元气之海。</td></tr>
</table>

操作方法

用拇指或食指指腹按揉气海穴3~5分钟，力度适中。

定位

本穴在下腹部，脐下1.5寸，前正中线上。

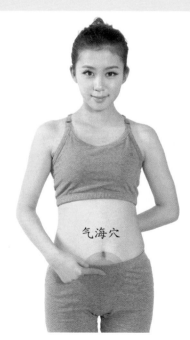

气海穴

督脉 3 大常用穴位：统领一身之阳

对症按摩调理方

取穴原理	大椎穴是手足三阳经与督脉的交会穴，被称为"阳中之阳"，具有统领一身阳气的作用。
功效主治	温经活络，通阳散瘀。主治热病、疟疾、咳嗽、喘逆、骨蒸潮热、肩背痛、腰脊强痛等。
穴名由来	"大"，高大；"椎"，脊椎骨。该穴在第七颈椎棘突最高处之下，故名。

按揉大椎穴

操作方法
用拇指按揉颈后的大椎穴，以皮肤发热、发红为度。

定位
低头时，摸到颈后凸起最高处下方的凹陷处即是。

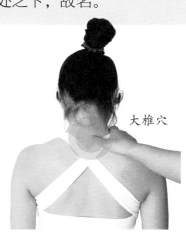

大椎穴

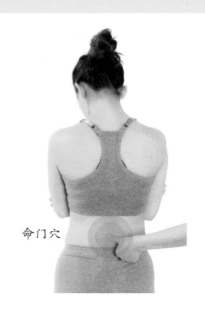

按揉命门穴

取穴原理

命门穴是人体阳气的根本，经常按摩命门穴可强肾固本，温肾壮阳，延缓人体衰老，疏通督脉上的气滞点，加强与任脉的联系，促进真气在任督二脉上的运行。

功效主治

补肾壮阳，调节精神，强健筋骨。主治腰膝酸冷、四肢发凉、神疲乏力，调理男性阳痿早泄、女性不孕等。

穴名由来

"命"，生命；"门"，门户。该穴在第二腰椎棘突下，两肾俞之间，为元气之根本、生命之门户，故名。

操作方法

用拇指指腹按揉命门穴1~3分钟，以有酸胀感为度。

定位

本穴在腰部，当后正中线上，第2腰椎棘突下凹陷中，与肚脐相平对的区域。

命门穴

取穴原理	百会穴位于人体最高处，亦为人体阳气盛极之处，又阳中寓阴，故能通达阴阳脉络，连贯周身经穴，对调节机体的阴阳平衡起重要的作用。
功效主治	开窍醒脑，安神定志。主治乏力、头痛、眩晕、头重脚轻、高血压、失眠、健忘等。
穴名由来	"百"，多之意；"会"，交会。百会穴是足太经和督脉的交会穴。

操作方法

用一只手的食指和中指按头顶，用中指按揉百会穴，沿顺时针方向揉 36 圈。

定位

正坐，两耳尖与头正中线交汇处，按压有凹陷处即是。

百会穴

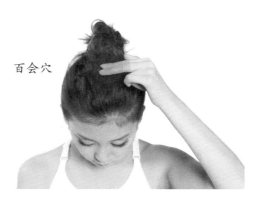

调阴阳：
4 种家常食物

银耳

性味归经： 性平，味甘；归肺、胃经。

功能： 滋阴补肾，润肺降火。用于气虚体弱、高血压、血管硬化、肺源性心脏病等。

用法： 煮食、做汤羹。

禁忌： 风寒咳嗽者忌食。

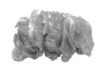

羊肉

性味归经： 性温，味甘；归脾、肾经。

功能： 健脾温中，补肾壮阳，益气养血。用于虚劳羸弱、腰膝酸软、产后虚寒腹痛、寒疝等。

用法： 炒食、煲汤、炭烤。

禁忌： 发热患者不宜食用。

桑椹

性味归经： 性寒，味甘；归心、肝、肾经。

功能： 滋补强壮，养心益智。用于贫血、高血压、冠心病、眩晕失眠、耳鸣目眩、须发早白等。

用法： 生食、打汁、煲汤。

禁忌： 脾胃虚寒泄泻者忌食。

板栗

性味归经： 性温，味甘、平；归脾、胃、肾经。

功能： 益气健脾，补肾强筋。用于脾虚泄泻、腰膝酸软、跌打肿痛等。

用法： 焖煮、炒食。

调阴阳：
3 种常用中药

艾叶

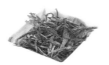

性味归经： 性温，味苦、辛；归肝、脾、肾经。

功效主治： 温经止血，散寒止痛。用于经行腹痛、咯血、月经过多等。

用法： 1~3 克，煎服。

禁忌： 阴虚血热者慎服。

杜仲

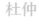
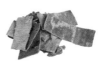

性味归经： 性温，味甘；归肝、肾经。

功效主治： 补肝肾，强筋骨，安胎。用于肝肾不足，冲任不固所致之腰痛、胎动不安、头晕目眩等。

用法： 1~3 克，煎服。

禁忌： 阴虚火旺者慎服。

鹿茸

性味归经： 性温，味甘、咸；归肝、肾经。

功效主治： 壮肾阳，益精血，强筋骨。用于冲任虚寒所致的崩漏不止、带下过多，以及元阳不足、精血亏虚等。

用法： 研末，每次 0.1~0.3 克，1 日 3 次。

禁忌： 发热患者忌服。

> **其他常用中药：** 山茱萸、金樱子、雪莲花等。

药食同源，调补阴阳：2道精选食疗方

桑椹牛骨汤

滋阴补阳，增强免疫力

材料：牛骨 500 克，桑椹 25 克。

调料：姜片、料酒、葱段各 10 克，盐 2 克，白糖少许。

做法：

1. 将桑椹洗净，加料酒和白糖，上锅蒸一下备用；将牛骨洗净，剁断。

2. 锅置火上，加入适量清水，放入牛骨，煮沸后撇去浮沫，加姜片、葱段、料酒，煮至牛骨发白，捞出牛骨，加入桑椹继续煮，沸腾后再撇去浮沫，加盐调味即可。

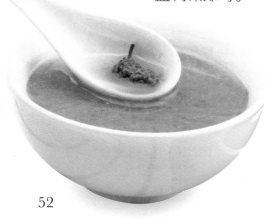

功效

补肾养心，增强免疫力。

烹饪妙招

桑椹应洗干净，除掉异味。

材料： 鹿茸 3 克，山药 15 克，白酒 200
毫升。

调料： 盐、胡椒粉、香油各适量。

做法：

1　将鹿茸和山药洗净，切片，装入纱布
　袋内，扎紧袋口，放入酒罐内。

2　将白酒倒入酒罐内，盖严盖子，浸泡 7
　天后即可饮用。

温馨提示： 本方应在医生指导下使用。

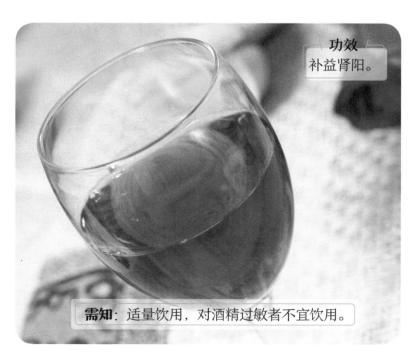

鹿茸酒

益气补肾，强心安神

功效
补益肾阳。

需知： 适量饮用，对酒精过敏者不宜饮用。

调阴阳：
4 种家用中成药

1 六味地黄丸

滋阴补肾，壮阳强身。用于肾阴亏虚所致之头晕、耳鸣、腰膝酸软、盗汗遗精等。

2 杞菊地黄丸

滋补肝肾，益精明目。用于肝肾两虚，症见头晕目眩、视物昏暗、两目干涩、腰膝酸软等。

3 金匮肾气丸

温补肾阳，化气行水。用于肾虚水肿、腰膝酸软、小便不利、畏寒肢冷等。

4 妇宁康片

补肾助阳，调整冲任。用于妇女更年期综合征、月经不调、抑郁不安等。

小验方，大功效

红糖姜枝水
暖体散寒，补阳气

取生姜 20 克，桂枝 10 克，洗净，生姜切细丝，锅中加适量清水，放入姜丝、桂枝煮沸半小时后取汁，再放入适量红糖煮沸，温凉后饮用即可。本方应在医生指导下使用。

三

通经络、养五脏 24 招

五脏和谐，病不找

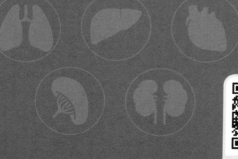

养护心脏：2大常用穴位

对症按摩调理方

按揉心俞穴

取穴原理	心俞穴是心的背俞穴，是心气转输后背体表的地方，可以宽胸理气，通络安神。	
功效主治	养心安神，宁心定惊。主治心痛、惊悸、咳嗽、吐血、失眠、健忘、盗汗等。	
穴名由来	"心"，心脏；"俞"，输注。该穴是心脏之气转输的重要之地，且具有调治心脏病的功能，故名。	

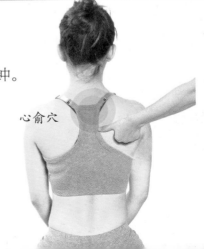

心俞穴

操作方法

用拇指按揉心俞穴2~3分钟。

定位

本穴在脊柱区，第5胸椎棘突下，后正中线左右旁开二指宽处。

56

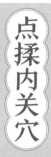

取穴原理	内关穴是"心神卫士",可宁心安神。内关穴属于手厥阴心包经,能调补阴阳气血,通于阴维脉。
功效主治	和胃降逆,宽胸理气。主治心绞痛、心律不齐、高血压、哮喘、胸痛、胃脘痛等。
穴名由来	"内",内外之内;"关",关隘。该穴在前臂内侧要处,犹如关隘。

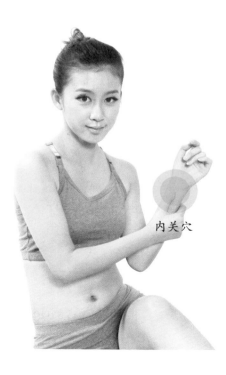

内关穴

操作方法

用一只手的拇指,稍用力向下点压对侧手臂的内关穴后,保持压力不变,继而旋转揉动,每次按揉 20 ~ 30 次。

定位

该穴在前臂前区,手握拳或上抬,腕掌侧突出的两筋之间,距腕横纹三指宽。

养护肝脏：
2 大常用穴位

对症按摩调理方

按压肝俞穴

取穴原理	肝俞穴是肝气转输后背体表的地方，按摩刺激肝俞穴能够疏肝利胆。
功效主治	疏肝理气，行气止痛。主治黄疸、胁痛、胃痛、吐血、眩晕、夜盲、目赤痛、脊背痛等。
穴名由来	"肝"，肝脏；"俞"，输。因其内应肝脏，是肝气转运、输注之处，为治疗肝脏疾病的重要腧穴，故名。

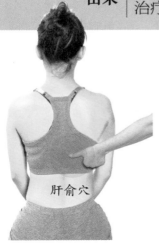

肝俞穴

操作方法
用拇指按压肝俞穴，指压时先挺胸，而后一面缓缓吐气一面压，如此重复 20 次。

定位
本穴在脊柱区，第 9 胸椎棘突下，后正中线旁开 1.5 寸。

取穴原理	太冲穴是肝经要穴，能平肝泄热、疏肝养血。
功效主治	清泄肝胆，清热泻火，平肝潜阳，通经活络。主治头痛、眩晕、目赤肿痛、口苦咽干、月经不调、小儿惊风、癫狂、痫证、胁痛等。
穴名由来	"太"，大；"冲"，冲盛。肝藏血，冲脉为血海，肝与冲脉相应，脉气合而盛大，故名。

按揉太冲穴

操作方法

用拇指指腹由下往上垂直按揉太冲穴 1~3 分钟。

定位

本穴在足背部，第 1、2 跖骨间，跖骨底结合部的前方凹陷中，或触及动脉搏动处。

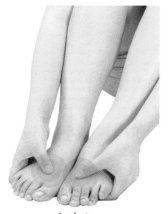

太冲穴

养护脾脏：
2 大常用穴位

对症按摩调理方

按揉脾俞穴

取穴原理	脾俞穴是脾气转输后背体表的地方，可以健脾和胃。
功效主治	和胃健脾，升清利湿。主治肢体乏力、胃溃疡、神经性呕吐、肠炎等。
穴名由来	"脾"，脾脏；"俞"，输注。该穴为脾之背俞穴，故名。

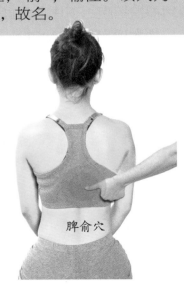

脾俞穴

操作方法

用拇指按揉脾俞穴，其余四指附在肋骨上，每次1~2分钟。

定位

本穴在脊柱区，第11胸椎棘突下，后正中线旁开1.5寸。

取穴原理	太白穴为足太阴脾经原穴，能清热化湿、健脾和胃。
功效主治	健脾益气，理气和胃。主治食欲缺乏、浑身乏力、易困、水肿、腹泻、腹胀、大便溏薄等。
穴名由来	"太"，极大、庞大；"白"，白色、明亮。该穴位于第1跖趾关节后缘处，此处骨高肉白，故名。

按压太白穴

操作方法

以拇指指腹垂直按压太白穴，每日早、晚各1次，左右两穴各按压1~3分钟。

定位

足大趾与足掌所构成的关节后下方，掌背交界线凹陷处即是。

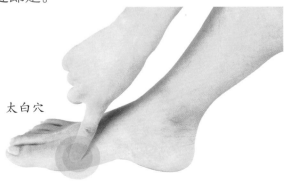

太白穴

养护肺脏：
2大常用穴位

对症按摩调理方

按揉肺俞穴

取穴原理	肺俞穴是肺气转输后背体表的穴位，该穴位能够宣肺解表、清热理气。
功效主治	调补肺气，清热止咳。主治咳嗽、气喘、肺炎、吐血、潮热、盗汗、支气管炎、肺结核等。
穴名由来	"肺"，肺脏；"俞"，输注。该穴是肺气向后背体表传输的部位。

操作方法

可用两手的拇指或用一只手的食、中两指轻轻按揉肺俞穴，每次按揉2分钟。

定位

本穴在后背部，平第3胸椎棘突下，脊柱旁开1.5寸处。

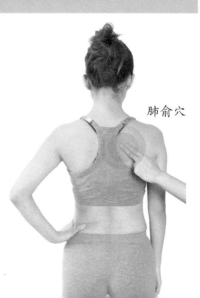

肺俞穴

取穴原理	太渊穴是手太阴肺经的母穴，也是肺经的原穴，有通调水道，让气血畅通的作用。
功效主治	宣肺平喘，理血通络，舒筋活络。主治久病体弱、牙齿疼痛、手腕无力疼痛及咳嗽等。
穴名由来	"太"，高大尊贵之意；"渊"，深水、深潭。"太渊"，口中津液名，意为经气深如潭水。

掐按太渊穴

操作方法

用拇指指腹轻柔地掐按太渊穴1~3分钟，以有酸胀感为度。

定位

在腕前区，腕横纹上桡动脉桡侧陷中取穴，即掌后腕横纹拇指一侧，动脉靠拇指一侧凹陷处。

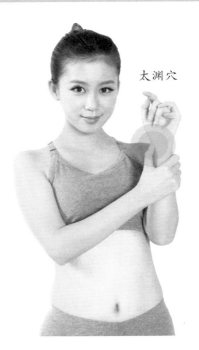

太渊穴

养护肾脏：
2大常用穴位

对症按摩调理方

按揉肾俞穴

取穴原理	肾俞穴是肾气转输后背体表的地方，具有益肾助阳、利水强腰的作用。
功效主治	护肾强肾，滋补肾阳。主治肾虚腰痛、腰膝酸软、耳鸣目眩、阳痿遗精、肾不纳气、不育、月经不调等。
穴名由来	"肾"，肾脏；"俞"，输。该穴为肾脏之气转输之处，是调治肾疾的重要穴位。

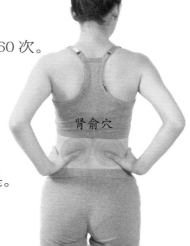

肾俞穴

操作方法

用两手拇指按揉肾俞穴50～60次。

定位

两侧肩胛骨下缘的连线与脊柱相交处为第7胸椎，往下数7个凸起的骨性标志，在其棘突之下旁开1.5寸处即是。

64

取穴 原理	京门穴是补肾大穴。
功效 主治	补肾通淋，健脾温肾。主治腹胀、小腹痛、肠鸣、泄泻、腰肋痛等。
穴名 由来	"京"，人与物的聚集、集散之所；"门"，出入的门户。由日月穴传来的水湿之气散热冷降并在此聚集，故名。

按揉京门穴

操作方法

用拇指按揉京门穴，按揉时拇指指腹紧贴皮肤，力度要均匀、柔和，有渗透感，以局部有酸胀感为佳，不能用蛮力。每天早、晚各一次，每次3~5分钟，双侧京门穴同时按揉。

定位

本穴在上腹部，当第12肋骨游离端的下际。

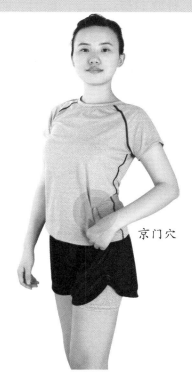

京门穴

65

养五脏：
4 种家常食物

粳米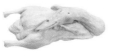

性味归经： 性平，味甘；归脾、胃经。

功能： 补脾，调中和胃，益五脏。用于脾胃虚弱、病后体弱等。

用法： 煮粥、蒸糕。

鹅蛋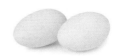

性味归经： 性微温，味甘；归脾、胃经。

功能： 补五脏，补中气。用于头晕、高血压、体虚倦怠等。

用法： 腌制、煮食、煎食。

禁忌： 骨折、肝病患者不宜食用。

鸭肉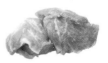

性味归经： 性寒，味甘、咸；归肺、脾、胃、肾经。

功能： 滋五脏之阴，利水。用于阴虚内热、水肿等。

用法： 炖汤、烤食。

禁忌： 体虚畏寒、寒性痛经的人不宜食用。

猪肉

性味归经： 性平，味甘、咸；归脾、胃、肾经。

功能： 滋补五脏，润养肌肤。用于虚弱羸瘦、便血、腹部疼痛等。

用法： 炒食、炖煮。

禁忌： 糖尿病、肥胖人群及血脂较高者不宜多食。

养五脏：3种常用中药

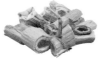

芦根

性味归经：性寒，味甘；归肺、胃经。

功效主治：生津止渴，利尿。用于肺胃实热所致消渴之中消，饮水不足，五脏干枯。

用法：1～3克，煎服。

禁忌：阴虚血热者慎用。

黄芪

性味归经：性微温，味甘；归肺、脾经。

功效主治：补气升阳，益卫固表。用于脾气虚或肺气虚所致之体倦、五脏虚衰、年老体弱、久病羸弱等。

用法：2～5克，煎服。

禁忌：有表实邪盛、气滞湿阻、食积停滞等实证，以及阴虚阳亢者禁服。

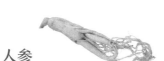

人参

性味归经：性微温，味甘、微苦；归肺、脾经。

功效主治：大补元气，固脱生津，安神益智。用于诸虚，症见肢冷脉微、脾虚食少、肺虚喘咳、久病虚羸、惊悸失眠、阳痿、宫冷不孕等。

用法：0.5～3克，小火另煎，单独服，也可将参汁加入其他药汁一起饮服。

禁忌：阴虚火旺者禁用；不宜与藜芦同用。

药食同源，养护五脏：2道精选食疗方

韭菜肉丸二米粥

培阴固阳，补益正气

材料： 大米、小米、胡萝卜各50克，猪肉馅100克，韭菜150克。

调料： 酱油、盐各2克，五香粉3克，香油1克，葱花、姜末各适量。

做法：

1 锅内放水烧开，将洗净的大米、小米放入锅中，小火慢熬，熬出粥的香味。

2 肉馅放盆中，加葱花、姜末、五香粉、盐、酱油、香油搅匀成丸子馅备用；韭菜洗净，切段，备用；胡萝卜洗净，切片备用。

3 粥熬到快熟时，放胡萝卜片。将调好的肉馅制成小肉丸，放到粥里，加韭菜段，煮到肉丸熟透以后关火即可。

> **功效**
> 强健脾胃，
> 固护阳气。

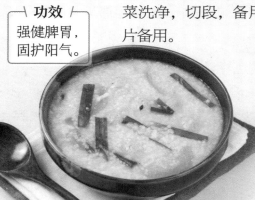

材料：黄芪、桂圆肉各 10 克，牛肉 200
克，山药 100 克，芡实 10 克。

调料：葱段、姜片、盐、料酒各 3 克。

做法：

1 将牛肉洗净，切成块，焯去血水，捞
出沥干；山药洗净，去皮，切成块；
黄芪洗净，切片；芡实、桂圆肉分别
洗净。

2 汤锅中放入适量清水，放入牛肉块、
芡实、山药块、黄芪片、葱段、姜片，
淋入料酒，大火煮沸后转小火慢煲
2 小时，放入桂圆肉，小火慢煲 30 分
钟，加盐调味即可。

强身健体，提高免疫力

黄芪山药牛肉汤

⌐ **功效** ⌐
温阳补虚，
活血化瘀。

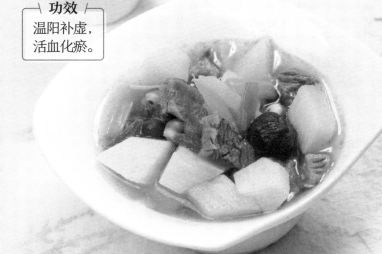

养五脏：
5 种家用中成药

1 补中益气丸

补中益气，升阳举陷。
用于脾胃虚弱，中气下陷所致之体倦乏力、食少腹胀、便溏久泻等。

4 逍遥丸

疏肝健脾，养血调经。
用于肝气不疏、胸胁胀满、头晕目眩、食欲缺乏、月经不调等。

2 古汉养生精

滋肾益精，补脑安神。
用于头晕心悸、健忘失眠、阳痿遗精、疲乏无力、病后虚弱等。

5 人参固本丸

滋阴益血，固本培元。
用于阴虚气弱所致之虚劳等。

3 健脾丸

健脾开胃。用于脾胃虚弱所致之脘腹胀满等。

四

5 种常见病
对症调理
通经络，补气血，
除病根

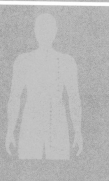

扫描二维码
有声点读新体验

感冒

风寒感冒：☑流清涕 ☑咳白痰
风热感冒：☑流浊涕 ☑咳黄痰

病因分析

风吹受凉引起风寒感冒；风热感冒即热伤风，由天气太热，感受风热邪气引起；感染流感病毒可引起流行性感冒。

对症取穴

列缺穴、合谷穴、风池穴、大椎穴、外关穴。

常用食材

赤砂糖、葱白、蕨、水芹、苦瓜、绿豆芽、绿豆。

常用中药

麻黄、桂枝、紫苏叶、荆芥、薄荷、羌活、藁本、独活。

常用中成药

感冒清热颗粒、参苏丸、九味羌活颗粒、桑菊感冒片、银翘解毒片、清暑益气丸、藿香正气软胶囊。

按揉大椎穴

取穴原理	大椎穴为手足三阳经与督脉交会处，且督脉为"阳脉之海"，主一身之阳气，按摩大椎可固护正气，提高机体免疫力。
功效主治	扶正祛邪，提高机体免疫力。主治头痛、发热、咳嗽、喘逆、肩背痛、腰脊强痛等。
穴名由来	"大"，高大；"椎"，脊椎骨。古代称第一胸椎棘突为大椎，该穴在其上方，故名。

操作方法

用拇指端按揉大椎穴3~5分钟，以有酸胀感为宜。

定位

低头时，摸到颈后凸起最高处下方的凹陷处即是。

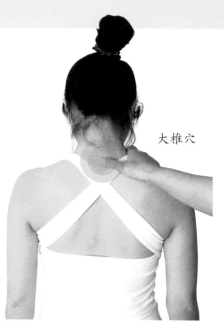

大椎穴

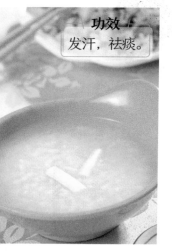

功效
疏风散热，
清利头目。

薄荷豆腐
疏风清热

材料：豆腐250克，鲜薄荷叶50克。

调料：白糖适量。

做法：

1 将鲜薄荷叶洗净，切细丝；豆腐切成块。

2 砂锅置火上，加入适量清水，放入豆腐，煮至将熟时，放入鲜薄荷叶，续煮约2分钟，取出放盛器中，加白糖拌匀即可。

功效
发汗，祛痰。

葱白粥
解表散寒

材料：大米50克，葱白10克。

调料：盐少许。

做法：

1 将大米洗净，浸泡30分钟；葱白洗净，切段。

2 锅置火上，倒入适量的开水，放入大米，待大米将熟时，放入葱白，米烂粥熟时放盐调味即可。

咳嗽

病因分析

外感咳嗽主要由外感风寒、风热所致；内伤咳嗽多由饮食不节，蕴而化热，或情志不遂，郁而化火等引起。

对症取穴

肺俞穴、列缺穴、合谷穴、中府穴、太渊穴、三阴交穴。

常用食材

木耳、银耳、蜂蜜、白萝卜、枇杷、鸭蛋、菘菜、梨、橘。

常用中药

玉竹、百合、冬虫夏草、桑叶、胖大海、麦冬、甘草、罗汉果。

常用中成药

百令胶囊、金水宝胶囊、止咳橘红口服液、急支糖浆、蛇胆川贝散、川贝雪梨膏、蜜炼川贝枇杷膏。

按揉肺俞穴

取穴原理
咳嗽的病位主要在肺，肺俞穴为肺气所注之处，位邻肺脏，可调理肺脏气机，使其清肃有权。该穴泻之宣肺、补之益肺，虚实及外感内伤咳嗽均适用。

功效主治
调补肺气，清热止咳。主治咳嗽、气喘、支气管炎、皮肤瘙痒症等。

穴名由来
"肺"，肺脏；"俞"，输注。该穴是肺气向后背体表传输的部位，为治疗肺脏疾病的重要腧穴，故名。

操作方法
用食、中二指的指端按揉肺俞穴3~5分钟，以有酸胀感为宜。

定位
本穴在后背部，平第3胸椎棘突下，脊柱旁开1.5寸（二指宽）。

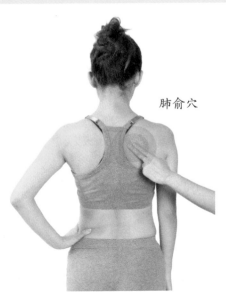

肺俞穴

川贝蜂蜜炖雪梨

清心润肺，止咳平喘

材料：糯米 100 克，雪梨 1 个，川贝
母 10 克，蜂蜜适量。

做法：

1 将雪梨洗净，去皮除核，切片；
糯米洗净，用水浸泡 4 小时。

2 锅置火上，倒入适量清水煮沸，加入
糯米大火煮沸，转小火熬煮至黏稠。

3 放入梨片、川贝母，用小火熬煮 5
分钟，晾凉，淋上蜂蜜即可。

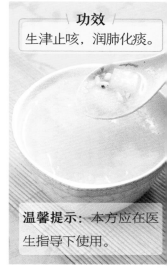

功效
生津止咳，润肺化痰。

温馨提示：本方应在医生指导下使用。

鲜藕百合枇杷粥

补中润肺，镇静止咳

材料：莲藕 50 克，鲜百合、枇杷各
30 克，小米 100 克。

做法：

1 将莲藕、百合、枇杷洗净，莲藕
去皮，切片，枇杷去皮，除核。

2 锅置火上，加适量清水，放入藕
片，加入小米同煮，待米熟时，加入
百合、枇杷一起煮沸，转小火煮熟。

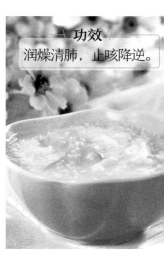

功效
润燥清肺，止咳降逆。

头痛

病因分析

头痛是常见的自觉症状，可单独出现，也可出现在多种慢性疾病中，还可见于外感病的后续症状，一般由外感致病邪气、内伤劳损或瘀血阻滞导致。

对症取穴

太溪穴、复溜穴、三阴交穴、足三里穴。

常用食材

石首鱼、苦荞麦、小米、白萝卜、香菇、菠菜、腰果仁。

常用中药

枸杞子、川芎、栀子、生姜、白芷、当归、白果、菊花、薄荷。

常用中成药

补脑丸、通脉养心丸、炙甘草合剂、补心气口服液、安神补心丸、枣仁安神颗粒、复方枣仁胶囊、养血安神片。

取穴原理	三阴交穴为足三阴经的交会穴，可以调理脾、肝、肾三脏，以治其本。
功效主治	健脾利湿，兼调肝肾，定惊安神。主治心悸、脾胃虚弱、消化不良、腹胀肠鸣、腹泻等。
穴名由来	"三阴"，足之三阴经；"交"，交会与交接。该穴为足太阴、足少阴、足厥阴三条阴经气血物质的交会处。

掐按三阴交穴

操作方法

用拇指掐按三阴交穴20次，两侧可同时进行。

定位

本穴在小腿内侧，内踝尖上3寸，胫骨内侧缘后际。

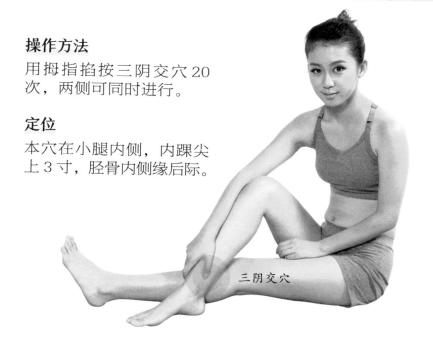

三阴交穴

79

精选食疗方

腰果西芹

强心健脑，缓解头痛

功效
健脑定悸，增强抵抗力。

材料：西芹200克，腰果30克，蒜末、盐各3克，香油少许。

做法：

1 将西芹择去叶，洗净切片。

2 锅内倒油烧热，下蒜末煸炒，倒入西芹，加盐翻炒，倒入腰果，加香油炒匀后即可。

枸杞桂圆莲子粥

健脑养心，促进睡眠

功效
安神定悸，健脑强心。

材料：干桂圆10个，大米100克，枸杞子、莲子各10克。

做法：

1 将干桂圆去壳洗净；枸杞子洗净；莲子洗净后浸泡1小时；大米洗净，用水浸泡30分钟。

2 锅内加适量清水烧开，加大米、莲子煮至八成熟，加桂圆肉、枸杞子煮5分钟即可。

泄泻

典型症状 ☑ 大便次数明显增多 ☑ 腹部下坠感
☑ 粪便稀 ☑ 气味酸臭 ☑ 饮食减少

病因分析

由感受外邪，或饮食不当，或脾胃虚弱、肾阳不足等引起。

对症取穴

大肠俞穴、天枢穴、上巨虚穴、三阴交穴、神阙穴。

常用食材

糯米、粳米、荞麦、高粱、豇豆、苹果、栗子、菱、荔枝、樱桃。

常用中药

车前子、薏苡仁、茯苓、白术、莲子、荷叶、葛根、草果、胡椒。

常用中成药

红灵散、克泻灵片、苍苓止泻口服液、附子理中丸、纯阳正气丸、肥儿片、理中丸、葛根芩连片、紫金锭、肠胃适胶囊。

按压天枢穴

取穴原理

本病病位在肠，可取大肠的募穴天枢、背俞穴大肠俞，以俞募配穴法，与大肠之下合穴上巨虚合用，可以调理肠腑而止泻。

功效主治

理气止痛，活血散瘀，清利湿热。主治腹泻、腹胀、肠麻痹、消化不良等。

穴名由来

"枢"，枢纽。人体上应天、下应地，该穴位于脐旁，在人体正中的位置，为天之枢纽，故名。

操作方法

用双手拇指或食指分别按住肚脐两旁的天枢穴，轻轻按压2~3分钟，然后放开，让穴位休息几秒之后再重复上述操作，直到皮肤发红，有疼痛的感觉。

定位

本穴在腹部，横平脐中，前正中线旁开2寸。

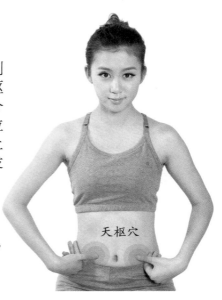

天枢穴

苹果海带汤

收敛涩肠，健脾止泻

材料： 苹果100克，水发海带、猪瘦肉各50克。

调料： 姜片、盐各适量。

做法：

1 将海带洗净，切片；猪瘦肉洗净，切块，焯水，撇去浮沫，捞出；苹果洗净，去皮、核，切块。

2 锅内加入适量清水，大火煮沸，放入海带片、瘦肉块、苹果块和姜片，煮沸后转小火炖熟，加盐调味。

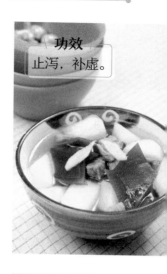

功效
止泻，补虚。

薏苡仁山药粥

健脾养胃，止泻

材料： 糯米80克，山药、薏苡仁各20克，芡实10克，红枣3枚。

做法：

1 将薏苡仁、芡实和糯米洗净后用水充分浸泡；山药去皮，切块；红枣洗净。

2 锅内加清水烧开，加入食材煮熟。

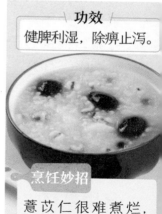

功效
健脾利湿，除痹止泻。

烹饪妙招

薏苡仁很难煮烂，若喜欢软绵的口感，可以提前一晚浸泡。

便秘

典型症状	☑排便困难 ☑大便干结 ☑口干口臭 ☑腹胀、腹痛 ☑食欲减退 ☑心烦

病因分析

与生活作息不规律，喝水太少，常吃快餐、辛辣食物，不常吃水果和蔬菜，久坐不动，工作过于劳累，精神过于紧张，气血两虚等有关。

对症取穴

大肠俞穴、天枢穴、上巨虚穴、支沟穴、照海穴。

常用食材

大麦、洋葱、红薯、马铃薯、猴头菇、苋菜、冬葵叶、茼蒿。

常用中药

郁李仁、厚朴、枳实、冬葵子、桃仁、松子仁、大黄、番泻叶、芦荟。

常用中成药

保和丸、健脾丸、山楂化滞丸、苁蓉通便口服液、麻仁润肠丸、五仁润肠丸、清宁丸、当归龙荟丸、三黄片、更衣片。

取穴原理	支沟穴宣通三焦气机，是治疗便秘的经验效穴。
功效主治	清热理气，降逆通便。主治习惯性便秘、呕吐泄泻、耳聋耳鸣、目赤目痛、闭经，以及上肢麻痹、急性腰扭伤等。
穴名由来	"支"，上肢；"沟"，沟渠。该穴所在的前臂背侧尺、桡两骨之间狭长凹陷如沟，也喻脉气运行如水行沟渠，故名。

按压支沟穴

操作方法

用拇指指腹分别按压双侧支沟穴5~10分钟，由轻到重，以有酸麻胀痛感为度。

定位

除拇指外的四指并拢，小指置于手背腕横纹的中点，食指尖所指的两骨之间的凹陷处即是。

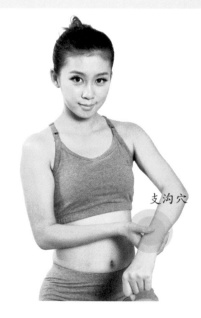

支沟穴

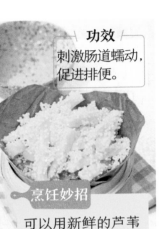

| 功效 |
刺激肠道蠕动，
促进排便。

烹饪妙招

可以用新鲜的芦苇
叶代替荷叶，味道
也很清新自然。

荷香小米蒸红薯

清理肠道，促进排便

材料：小米80克，红薯250克，荷叶1张。

做法：

1 将红薯去皮，洗净，切条；小米洗净，浸泡30分钟；荷叶洗净，铺在蒸屉上。

2 将红薯条在小米中滚一下，裹满小米，排在荷叶上蒸熟即可。

五仁粥

润肺滑肠，通利大便

| 功效 |
健脾益胃，润肠通便。

材料：大米50克，黑芝麻仁、松子仁、核桃仁、桃仁、甜杏仁各8克。

做法：

1 将上述五仁洗净后，混合在一起碾碎；大米洗净，用水充分浸泡。

2 锅内加适量清水烧开，放入大米，大火煮开后转小火煮30分钟，至米烂粥稠，加入五仁碎继续煮5分钟即可。

材料：土豆100克，小萝卜、黄瓜各50克。

调料：橄榄油5克，醋适量，盐1克。

做法：

1 土豆洗净去皮，切小块，用清水浸泡5分钟，沸水煮熟；小萝卜和黄瓜洗净，切块。

2 将土豆块、小萝卜块、黄瓜块一起放入碗中，加橄榄油、醋、盐搅拌均匀即可。

土豆沙拉

清热祛火，润肠通便

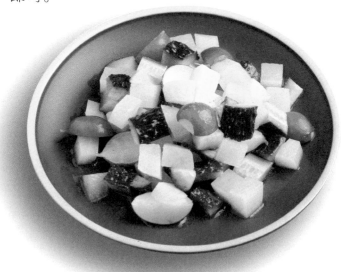

┤ 功效 ├

土豆可健脾胃、润肠通便；小萝卜和黄瓜可以清火，防止火邪旺盛导致便秘。